I0071174

$\text{II}_C \begin{matrix} 6 \\ 24 \end{matrix}$

NOTICES

SUR

LA SALUBRITÉ DE L'AIR,

DES EAUX ET DU SITE DE TOURS,

OU

Réponse aux questions faites par M. Joseph WILHS,
à M. B. F. BOURIAT,

Médecin de l'ancienne Université de Montpellier, Membre non
résident ou associé correspondant de plusieurs Sociétés savantes
ou Académies, Médecin du bureau de bienfaisance, Médecin en
chef de la garde nationale de Tours, etc., etc., etc.

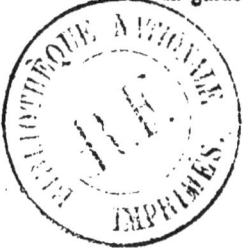

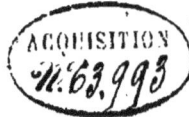

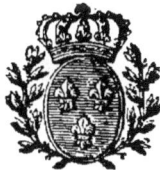

ACQUISITION
N° 63,993

TOURS,

DE L'IMPRIMERIE DE MAME.

1816.

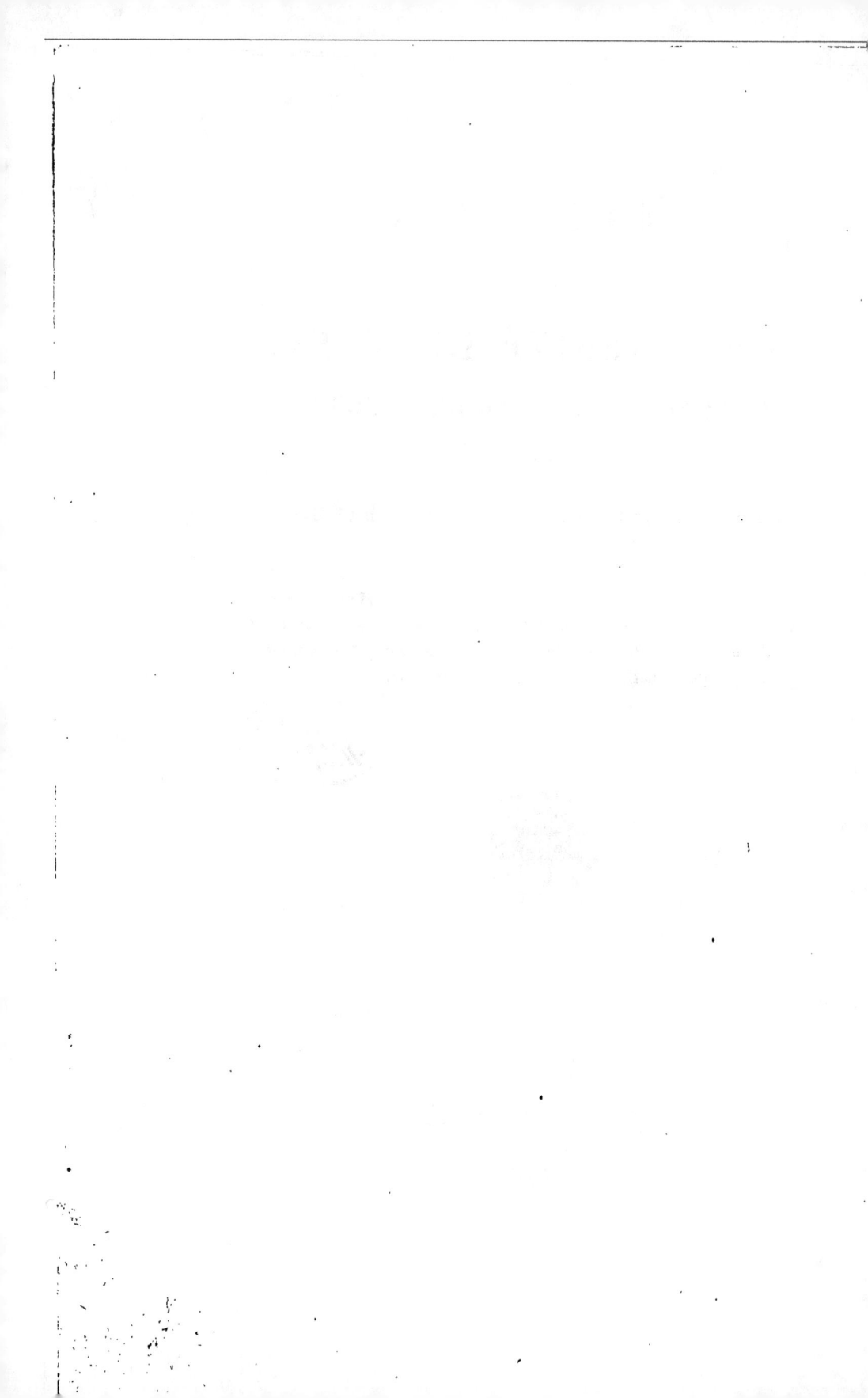

NOTICES

LA SALUBRITÉ DE L'AIR, DES EAUX ET DU SITE DE TOURS,

OU

Réponse de M. Bouriat, Médecin, aux Questions que lui a faites le savant M. Joseph Wilhs.

nnnnnnnnnn

Monsieur,

Les demandes que vous me faites prouvent que vos vastes connaissances en littérature et dans toutes les sciences exactes ou abstraites, s'étendent même jusqu'aux notions que nous a laissées Hippocrate sur les différentes conditions relatives à la salubrité (1), et je trouve toujours un vrai plaisir à répondre aux questions que me font l'honneur de m'adresser des savans tels que vous.

---

(1) Si quis ad urbem sibi ignotam pervenerit, is ejus situs curam habere debet, ut cognoscat quomodò ad ventos aut solis exortum sit exposita. Neque enim easdem vires habet quæ ad septentrionem et quæ ad austrum sita est, ut neque ejus quæ ad exorientem solem aut occidentem spectat...... terra etiàm ipsa inspicienda, nuda ne sit et aquis careat, an densa et irrigua et an cavo loco sita sit et æstuoso, an verò sublimi et frigido, quin etiàm aquarum facultates animo reputare oportet. *Hippoc., de aer., loc. et aqu.*

Vous désirez savoir, Monsieur, 1.º « si l'air
» que l'on respire à Tours nuit aux dents, s'il
» dessèche la peau, s'il la rembrunit, et consé-
» quemment s'il en change la finesse et la fraîcheur ;
» si les eaux que l'on y boit sont pures et sa-
» lubres. »

J'ai l'honneur de vous assurer que l'air que
nous respirons dans cette ville est très-pur, qu'il
contient assez d'eau en dissolution pour n'être ni
sec, ni brûlant ; que l'hygromètre de *Saussurre*
marque communément de 60 à 80 degrés, et que,
pendant les chaleurs extraordinaires de l'été de
1802 et de 1803, il se soutenait au milieu du
jour de 46 à 50 degrés, ce qui suppose habituellement une quantité de 5 à 8 grains d'eau
dissoute dans chaque pied cube d'air atmosphérique,
et au moins deux ou trois grains pendant les
fortes chaleurs de l'été. C'est pourquoi les feuilles
des arbres conservent leur belle verdure pendant
long-tems, malgré les vents chauds et la chaleur
de l'atmosphère échauffée par le soleil.

Chaque pays a des rhumbs de vents qui lui
sont plus ou moins favorables (2); cela tient au

(2) Venti omnes naturâ quidem refrigerant et humectant, verùm *ex
regionum et locorum situ*, per quæ ad regiones quasque obve-
niunt, inter se differunt, et frigidiores, calidiores, humidiores, sic-
ciores, morbosiores et salubriores existunt. *Hipp., de Vict. Ratione.*

site comme l'a observé Hippocrate. On sait, par exemple, quels sont les effets du Sirocco sur les habitans de Naples, et ceux du Kamsim, du Samiel, ou vents du désert, sur les Egyptiens ; à Tours on est moins valide quand le nord-ouest souffle, (on l'y connaît sous le nom de vent de *galerne*) et il est encore plus incommode pour les valétudinaires. Les autres rhumbs de vents ne produisent pas des effets semblables, et les plus salutaires pour les riverains de la Loire et du Cher, sont l'est, le nord et le nord-est *(3)*.

Le département d'Indre et Loire est situé entre le 47.e degré 40 minutes et le 48.e de latitude septentrionale. Sa longitude est de 17 degrés 52 minutes à 18 degrés 52 minutes, à l'orient du méridien de l'Ile-de-Fer. Tours, sa capitale, se trouve placée presqu'au centre de cette province, entre le Cher et la Loire, et entre deux collines assez élevées dont la direction est de l'est à l'ouest ; elles sont couvertes d'arbres, d'arbustes et de diverses espèces de plantes qui répandent abondamment l'oxigène dans l'atmosphère pendant le jour, et l'hydrogène pendant la nuit. Suivant les ex-

---

(3) Quotidianæ autem constitutiones, aquiloniæ quidem corpora densant, valentiora, expeditiora, coloratiora et meliùs audientia reddunt, sed alvos exsiccant, oculosque mordent. . . . . . austrina autem, corpora exolvunt et humectant, auditum obtundunt, caput gravant. *Hipp., aphor.. 17, sect.* 3.

périences d'Ingen-Housz, Lavoisier, Priestley, etc., ce dernier gaz est repris peu-à-peu par les végétaux auxquels il est nécessaire pour leur existence, et absorbé avidement par les eaux vives de nos rivières dès que le soleil luit.

Avant de passer sous le beau pont de Tours, les eaux de la Loire ont coulé rapidement (4) du levant au couchant sur un fond de sable sans être à l'abri des rayons solaires, pendant l'espace de plus de cent lieues; c'est pour cette raison qu'elles sont très-claires et très-purifiées, excepté dans les saisons pluvieuses et pendant les crues; mais le cours de cette rivières étant rapide et ses eaux bien exposées pendant tout le jour à l'action du soleil, elles ne restent troubles que très-peu de tems.

C'est à la rapidité des eaux du Cher et de la Loire, entre deux collines qui sont parallèles avec leurs cours, c'est-à-dire du levant au couchant, que l'on doit attribuer la fréquence du vent d'est, de l'est-nord et de l'est-sud, qui soufflent toutes les fois que l'atmosphère n'a pas une direction trop déterminée par la gravitation des nuages,

---

(4) Urbes quæ soli et ventis probè sunt expositæ et aquis probis utuntur (sicut Turones), eæ quidem hujusmodi mutationes minùs sentiunt. Quæ verò aquis palustribus ac lacustribus utuntur, nequè probè ventis ac soli sunt expositæ, eæ magis sunt obnoxiæ. *Hipp., de aer. loc. et aqu.*

ou lorsque quelques effets du fluide électrique ne l'agitent pas trop fortement (5).

Pour fixer enfin votre opinion, Monsieur, sur la beauté et la salubrité de notre climat, veuillez vous rappeler que Louis XIV, étant valétudinaire, chargea M. de la Feuillade et M. de Vauban du soin de découvrir l'endroit le plus salubre de son royaume. Ces deux maréchaux de France, et plusieurs autres savans, après les plus scrupuleuses recherches, convinrent unanimement que Rochepinard, lieu situé à l'est et à peu de distance de Tours, entre le Cher et la Loire, était le lieu le plus salubre et le plus agréable qu'ils eussent trouvé en France. On se proposait d'y bâtir un château royal, lorsque la mort enleva ce monarque, dont la glorieuse mémoire sera éternelle, et le projet du roi n'a pas été exécuté.

Les habitans des bords de la Loire et du Cher, vous le savez, Monsieur, ont un teint fleuri et animé, ce qui annonce la santé (6). On peut croire

---

(5) La Loire a 65 centimètres de pente par 1950 mètres ; son bassin est de 504 mètres 51 centimètres de largeur moyenne. La hauteur de ses eaux varie depuis 49 centimètres jusqu'à 4 mètres 65 centimètres, au-dessus de son étiage, qui est le terme des crues moyennes et les plus ordinaires.

Le Cher a un lit large de 116 mètres 90 centimètres. Ses plus grandes crues n'excèdent pas 4 mètres 97 centimètres. Sa pente est de 41 centimètres par 1950 mètres. Il verse ses eaux dans la Loire, à 5 lieues environ au-dessous de Tours.

(6) Civitates quæ ad ventos inter æstivum solis ortum et hy-

aisément que les bons légumes et les excellens
fruits qu'ils mangent habituellement , contribuent
aussi beaucoup à entretenir leur existence com-
mode et saine. Il y en a cependant parmi eux
qui s'abandonnent à la mollesse causée par la dou-
ceur de notre climat, et qui ne prennent aucun
soin de leurs dents, qui mangent des fruits avant
leur maturité , et qui négligent même les moyens
de propreté , si nécessaires pour entretenir la sou-
plesse et la netteté de la peau. Ces individus, trop
distraits par leurs travaux pour soigner leur per-
sonne , offrent aux yeux des étrangers un contraste
frappant, savoir: l'aspect de la plus brillante santé
et des dents sales, ou des taches de malpropreté
qui laissent croire que leur peau est grasse et hui-
leuse.

Je me permettrai, Monsieur, de vous faire re-
marquer qu'il y a dans cette cité des ouvriers en

---

bernum sunt expositæ , eas salubriores esse par est , his , quæ ad
septentriones et ventos calidos obversæ sunt , et si stadium unum
intersit. Primùm si quidem calor et frigus temperate se habent ,
deindè aquas quæ solis ortum spectant , omne limpidas esse ino-
doratas ac molles et amœnas in hâc civitate suboriri , necesse est.
Sol namque emergens et perlustrans eas reprimit. Diluculum enim
ipse aer ut plurimùm semper affundit. Hominum habitus colora-
ratiores et vividiores sunt , nisi alius quis morbus prohibeat. Ho-
mines clara voce sunt prædati , et ad iram et prudentiam meliùs
sunt comparati , quam septentrionales , si quidem et reliqua illic
nascentia præstantiora sunt ; et illic mulieres valdè fœcundæ eva-
cunt, facilèque pariunt. *Hipp., de aer. loc. et aq.*

soie qui, pendant leur travail, ont constamment la rate, l'estomac et le foie alternativement comprimés, ce qui expose leurs viscères à beaucoup de maladies chroniques, et notamment aux affections des gencives qui deviennent fétides et font gâter les dents (7), et aux taches hépatiques telles qu'on en voit dans beaucoup d'autres pays pour d'autres causes.

Ce n'est donc pas à l'air que l'on respire ni au sol sur lequel nous marchons auxquels on peut attribuer les remarques qu'ont pu faire les étrangers, en voyant parmi nous quelques ouvriers ou quelques individus malpropres.

Ne pourrions-nous pas les convaincre, au contraire, qu'il y a peu de villes où, proportion gardée, on rencontre autant de beaux vieillards octogénaires, et même nonogénaires, qu'il s'en réunit chaque jour sur nos belles promenades. Ce sont eux qui prouveront qu'à Tours on conserve ses dents (8), son teint, et la fraîcheur de sa peau, quand on a recours aux moyens de propreté qui sont d'un usage reçu parmi les personnes bien nées, et qu'ils doivent leur conservation au climat qu'ils habitent, à l'exercice qu'ils font journelle-

---

(7) Quibus lienes magni, iis gengivæ vitiantur, os grave olet, et dentes dolent, etc. *Hipp.*, *de morbis.*

(8) Longævi plures habent dentes. *Hip.*, *lib.* 2, *epid. sect.*

ment (9) et à la sobriété à laquelle ils se soumet-
tent, quoiqu'ils puissent se procurer aisément, et
à un prix modéré, des mets aussi délicats que ceux
que mangent les modernes Apicius et les Luc llus,
aujourd'hui les gourmands de Paris, ou les habitués
du Rocher de Cancale (10).

2.° Vous me demandez, Monsieur, « si le
» voisinage de la Loire et si le site de quelques
» maisons qui sont salpêtrées, malgré leur expo-
» sition présumée avantageuse, peuvent nuire aux
» personnes qui ont la poitrine faible ou quel-
» qu'autre disposition à la phthysie pulmonaire ou
» dorsale ? »

En général toute habitation humide est nui-
sible à la santé, et le salpêtre qui se forme ici très-
aisément dans les lieux humides, indique suffisam-
ment qu'il faut éviter de telles demeures.

Quant au voisinage de la Loire ou du Cher,
les eaux de ces deux rivières sont très-vives et très-
limpides, hors le tems des crues ou des grandes
affluences d'eau de pluie; jamais elles ne répandent d'odeur marécageuse; elles ne sont donc pas
malfaisantes. Cependant, il ne serait pas prudent de

---

(9) Qui comedit, nisi etiàm laboribus utatur, diù sanus esse
non potest. *Hipp.*, *de vict. ration.*, *lib.*

(10) Plus occidit gula, quam gladius.

s'exposer aux vapeurs qui s'élèvent ordinairement
le soir de la surface des rivières ; car, en restant
quelque tems tranquille et environné de cette
brume humide qui commence peu après de cou-
cher du soleil, les vêtemens s'humectent et deviennent les conducteurs de la chaleur habituelle
de la peau, au lieu de la retenir et de la con-
server, et il survient un défaut d'équilibre entre
l'extérieur et l'intérieur, ou des rapports inexacts
entre le centre phrénique ou diaphragmatique et la
périphérie du corps, ce qui est bientôt annoncé par
des frissons, par la décoloration des joues, états
du corps qui n'indiquent pas la santé parfaite (11).

Au reste, la pulmonie est une maladie plus rare
parmi les habitans de la Touraine que parmi
ceux qui vivent dans les contrées méridionales ;
et vous vous rappelez que quelques personnes du
sexe aimable, qui avaient la poitrine délicate, ont
acquis, en demeurant à Tours, un état de santé
qui ne laissait plus craindre qu'elles devinssent
pulmoniques. N'avons-nous pas sur-tout l'exemple
de Mme F**, qui, suivant l'avis de mon ami le
docteur Chrétien, célèbre médecin à Montpellier,

---

(11) Ex omni corpore potissimùm circa thoracem sensus inest,
colorumque mutationes contingunt, hoc venas constringente et
laxante. Igitur laxante colores rubicundi fiunt bene colorati et pel-
lucidi ; constringenti verò, ex virore pallidi et lividi qui certe eva-
riant, prout præsentes cuique adsunt colores. *Hipp.*, *de natur. hom.*

vint passer quelques années dans cette ville, parce qu'elle avait tous les symptômes d'une phthysie pulmonaire commençante? et vers la fin de la première année de son séjour ici elle accoucha d'un enfant vigoureux, qu'elle allaita avec succès. Parmi vos compatriotes, combien d'autres valétudinaires sont également venus retrouver leur santé sur les bords de la Loire ! Ceux-ci vous parleraient mieux que moi de la bonté de l'air que nous respirons, de celle des eaux que nous buvons, et de la beauté de notre site.

3.º « Vous présumez, Monsieur, vous craignez » même que les flaques d'eau qui sont au sud de » la ville, quoiqu'assez éloignées de ses anciens » remparts, ne donnent des fièvres intermittentes, » et quelques-uns de vos compatriotes pensent » comme vous »

Il y a plus de quinze ans que j'ai sollicité les autorités de cette ville de faire disparaître ces fosses, dont les eaux sont entretenues par celles du Cher, lorsquelles filtrent à travers les terres ; et ce n'est que depuis quelque tems que l'on a commencé à dessécher une partie de ces flaques. Il faut croire que l'on continuera, afin d'ôter aux étrangers jusqu'à ce faible prétexte, pour dire que les environs de cette ville sont marécageux, et qu'autant vaudrait habiter au milieu des Marais

Pontins, que de demeurer à Tours... J'ai toujours été étonné d'entendre des hommes sensés, sur-tout quelques-uns de vos compatriotes, soutenir cette opinion sur des apparences qui sont annuellement démenties par l'expérience. J'ose vous assurer, Monsieur, que depuis plus de 25 ans les fièvres intermittentes n'ont pas été très-communes dans cette ville, et mon asertion ne paraîtra pas hasardée aux yeux de ceux qui se rappeleront que les effluves des eaux claires et inodores de quelques flaques ne peuvent pas infecter l'atmosphère, sur-tout quand le cours rapide de deux grandes rivières l'agite, et lorsque les vents sont resserrés entre deux collines parallèles, ce qui augmente leur mouvement et leur force ; c'est ce que l'on éprouve toujours en passant par les allées de Grammont ou de Saint-Sauveur, quoique dans le même moment les vents soient calmes sur le sommet des collines environnantes, etc.

Si ce pays-ci eût été un pays mal - sain, et si les fièvres intermittentes y eussent été communes, aurait-il été préféré pour être le séjour de Louis XIV, alors valétudinaire ? (12)

Il est constant, Monsieur, que Tours et ses

(12) La Touraine a été pendant plusieurs siècles le séjour favori des Rois de France. C'est à Tours que Louis XII reçut le surnom de Père du peuple.

environs méritent justement le nom qu'on leur donne, celui de *Jardin de la France ;* et vous conviendrez avec moi que l'on trouve rarement des sites aussi romantiques que ceux qui s'offrent à nos yeux, et un climat aussi doux et si agréable, qu'il influe sur le caractère des Tourangeaux (13), et leur a valu ces vers obligeans de Rapin, que vous avez eu l'honnêteté de me répéter il y a quelques jours :

« Quid memorem variis opulentam mercibus urbem
» Et studia et mores populi, quem seria texta
» Tractantem fecit cœli clementia blandum. »

B. F. BOURIAT, D. M. M.

P. S. Je vous confesse que je ne suis point né Tourangeau, et que c'est la beauté des environs de Tours et l'affabilité de ses habitans qui m'ont retenu et fixé dans cette ville depuis 28 ans. Je ne puis donc pas réclamer la moindre part au compliment que leur a fait, avec raison, leur compatriote Rapin.

----

(13) M.ʳ Leauté, dans un mémoire dont il est parlé dans le journal littéraire de Verdun, au n.º publié en décembre 1752, a prouvé que la température de l'air des différens climats est une des causes les plus ordinaires des inclinations des habitans, comme l'a dit Hippocrate dans son sublime traité de l'air des eaux et des lieux, et ce qu'a répété Montesquieu dans son Esprit des Lois.

F I N.

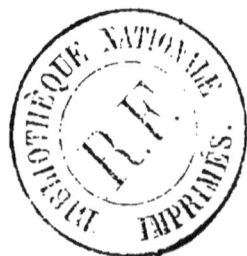

www.ingramcontent.com/pod-product-compliance
Lightning Source LLC
Chambersburg PA
CBHW050423210326
41520CB00020B/6720